DATE:

_____

_____

GOAL:

_____

_____

_____

_____

RESULT:

_____

_____

_____

_____

_____

_____

_____

_____

_____

_____

DATE:

GOAL:

RESULT:

DATE:

GOAL:

RESULT:

_____

_____

DATE:
_____

_____

GOAL:
_____

_____

_____

_____

RESULT:
_____

_____

_____

_____

_____

_____

_____

DATE:

GOAL:

RESULT:

DATE:

GOAL:

RESULT:

DATE:

GOAL:

RESULT:

DATE:

GOAL:

RESULT:

DATE:

GOAL:

RESULT:

DATE:

GOAL:

RESULT:

DATE:

GOAL:

RESULT:

DATE:

GOAL:

RESULT:

DATE:

GOAL:

RESULT:

DATE:

GOAL:

RESULT:

DATE:

GOAL:

RESULT:

DATE:

GOAL:

RESULT:

DATE:

GOAL:

RESULT:

DATE:

GOAL:

RESULT:

DATE:

GOAL:

RESULT:

DATE:

GOAL:

RESULT:

DATE:

GOAL:

RESULT:

DATE:

GOAL:

RESULT:

DATE:

GOAL:

RESULT:

DATE:

GOAL:

RESULT:

DATE:

GOAL:

RESULT:

DATE:

GOAL:

RESULT:

DATE:

GOAL:

RESULT:

DATE:

GOAL:

RESULT:

DATE:

GOAL:

RESULT:

DATE:

GOAL:

RESULT:

DATE:

GOAL:

RESULT:

DATE:

GOAL:

RESULT:

DATE:

GOAL:

RESULT:

_____
_____

DATE:
_____

GOAL:
_____
_____
_____
_____

RESULT:
_____
_____
_____
_____
_____
_____
_____

DATE:

GOAL:

RESULT:

DATE:

GOAL:

RESULT:

DATE:

GOAL:

RESULT:

DATE:

GOAL:

RESULT:

DATE:

GOAL:

RESULT:

DATE:

GOAL:

RESULT:

DATE:

GOAL:

RESULT:

DATE:

GOAL:

RESULT:

DATE:

GOAL:

RESULT:

DATE:

GOAL:

RESULT:

DATE:

GOAL:

RESULT:

DATE:

GOAL:

RESULT:

DATE:

GOAL:

RESULT:

DATE:

GOAL:

RESULT:

DATE:

GOAL:

RESULT:

DATE:

GOAL:

RESULT:

DATE:

GOAL:

RESULT:

DATE:

GOAL:

RESULT:

DATE:

GOAL:

RESULT:

DATE:

GOAL:

RESULT:

DATE:

GOAL:

RESULT:

DATE:

GOAL:

RESULT:

DATE:

GOAL:

RESULT:

_____

_____

DATE: _____

_____

GOAL: _____

_____

_____

_____

RESULT: _____

_____

_____

_____

_____

_____

_____

DATE:

GOAL:

RESULT:

DATE:

GOAL:

RESULT:

DATE:

GOAL:

RESULT:

DATE:

GOAL:

RESULT:

DATE:

GOAL:

RESULT:

DATE:

GOAL:

RESULT:

DATE:

GOAL:

RESULT:

DATE:

GOAL:

RESULT:

DATE:

GOAL:

RESULT:

DATE:

GOAL:

RESULT:

DATE:

GOAL:

RESULT:

DATE:

GOAL:

RESULT:

DATE:

GOAL:

RESULT:

DATE:

GOAL:

RESULT:

DATE:

GOAL:

RESULT:

DATE:

GOAL:

RESULT:

DATE:

GOAL:

RESULT:

_____

_____

DATE:
_____

_____

GOAL:
_____

_____

_____

_____

RESULT:
_____

_____

_____

_____

_____

_____

_____

DATE:

GOAL:

RESULT:

DATE:

GOAL:

RESULT:

DATE:

GOAL:

RESULT:

DATE:

GOAL:

RESULT:

DATE:

GOAL:

RESULT:

DATE:

GOAL:

RESULT:

DATE:

GOAL:

RESULT:

DATE:

GOAL:

RESULT:

DATE:

GOAL:

RESULT:

DATE:

GOAL:

RESULT:

DATE:

GOAL:

RESULT:

_____

_____

DATE:

_____

GOAL:

_____

_____

_____

_____

RESULT:

_____

_____

_____

_____

_____

_____

_____

DATE:

GOAL:

RESULT:

DATE:

GOAL:

RESULT:

DATE:

GOAL:

RESULT:

DATE:

GOAL:

RESULT:

DATE:

GOAL:

RESULT:

DATE:

GOAL:

RESULT:

DATE:

GOAL:

RESULT:

DATE:

GOAL:

RESULT:

DATE:

GOAL:

RESULT:

_____

_____

DATE:
_____

_____

GOAL:
_____

_____

_____

_____

RESULT:
_____

_____

_____

_____

_____

_____

_____

_____

DATE:

GOAL:

RESULT:

DATE:

GOAL:

RESULT:

DATE:

GOAL:

RESULT:

DATE:

GOAL:

RESULT:

DATE:

GOAL:

RESULT:

DATE:

GOAL:

RESULT:

DATE:

GOAL:

RESULT:

_____
_____

DATE:
_____
_____

GOAL:
_____
_____
_____
_____

RESULT:
_____
_____
_____
_____
_____
_____
_____

DATE:

GOAL:

RESULT:

DATE:

GOAL:

RESULT: